Basische Rezepte - Das Kochbuch gegen Übersäuerung

60 beliebtesten Rezepten für einen ausgeglichenen Säure-Basen-Haushalt

Markus Krinner

ISBN:
13-stellige ISBN: 9781790575985

INHALT

Vorwort

Basische Ernährung liegt voll im Trend. Kein Wunder, denn wer sich basisch ernährt, reduziert nicht nur das Risiko, an Haut- und Pilzinfektionen, Allergien, Rheuma und Bluthochdruck zu erkranken, sondern stärkt auch die Organe und verbessert sein allgemeines Wohlbefinden. Neusten Studien zu Folge kann zu viel Säure im Körper auch Haarausfall, Müdigkeit und Übergewicht verursachen. Der Grund dafür ist der, dass unser Körper stets versucht, seinen Säure-Basen-Haushalt auszugleichen – unser moderner Lifestyle macht es ihm allerdings gar nicht so einfach hier eine Balance zu finden, denn Pizza, Burger und co. übersäuern unseren Organismus. Um unsere Organe nun vor dieser Übersäuerung zu schützen, zieht der Körper die Vitamine und Mineralien, die er zum Ausgleichen braucht, aus anderen Reserven und so werden unsere Fingernägel brüchig, unsere Haare dünn, und wir fühlen uns oft schlapp und werden schnell krank.
Vermeintliches Übergewicht kann auch oft das Ergebnis einer Selbstschutzaktion des Körpers gegen Übersäuerung sein: zu viel Säure kann uns nämlich auf die Organe schlagen, und durch zusätzliches Fett kann der Körper diese besser schützen. Sie sehen also – eine basische Ernährung kann nicht nur Ihre Gesundheit verbessern, sondern Sie auch beim Abnehmen unterstützen und Ihnen zu festeren Fingernägeln und vollerem Haar verhelfen.
Natürlich lassen sich säurehaltige Lebensmittel wie Zucker, Fleisch und Getreide heutzutage nicht vollkommen vermeiden. Das ist aber auch gar nicht nötig, versuchen Sie einfach bewusst, so viele basische Lebensmittel wie möglich in Ihre tägliche Ernährung einzubauen und Sie werden schnell sehen, wie Sie sich nach und nach fitter und gesünder fühlen. In diesem kleinen Ratgeber haben wir nun 25 leckere basische Rezepte für Sie gesammelt die Sie einfach mal ausprobieren und nach Belieben variieren können. Guten Appetit!

Geröstete Pfifferlinge

Zubereitungszeit: 30 Min.
Portionen: 2
kJ(kcal) pro Portion: 1773 (427)
kJ(kcal) pro 100 g: 376 (90)

Zutaten:
800 g Pfifferlinge
80 g Zwiebeln
2 EL gehackte Petersilie
60 g Butter
4 Eier
Salz
schwarzer Pfeffer

Zubereitung:
Putzen Sie die Pfifferlinge und schneiden Sie sie je nach Größe einmal durch. Schälen Sie die Zwiebeln und schneiden Sie sie in feine Würfel. Schlagen Sie die Eier auf und verquirlen Sie sie mit einer Gabel – nach Bedarf salzen. Lassen Sie die Butter in einer Pfanne heiß werden und schwitzen Sie die Zwiebelwürfel darin an, bis Sie leicht bräunlich sind und geben Sie die Pfifferlinge dazu. Alles ein paar Minuten anbraten lassen. Wenn zu viel Flüssigkeit aus den Pfifferlingen austritt, erhöhen Sie die Hitze ein wenig und warten Sie bis die Flüssigkeit verkocht ist. Die gerösteten Pfifferlinge mit Kartoffeln servieren. Guten Appetit!

ROTE LINSENSUPPE

Zubereitungszeit: 30 Min.
Portionen: 2
kJ(kcal) pro Portion: 2002 (483)
kJ(kcal) pro 100 g: 523 (125)

Zutaten:
200 g rote Linsen
1 l Wasser
1 große Zwiebel
3 mittelgroße Karotten
1 TL Harissapulver
1 EL Tomatenmark
1/2 TL edelsüßer Paprikapulver
1 EL Kümmel
1 EL gekörnte Gemüsebrühe
2 EL Sauerrahm
2 Knoblauchzehen
etwas Salz
Saft von 1 Zitrone oder Limette
2 EL Olivenöl

Zubereitung:
Schälen Sie die Zwiebel und die Karotten und schneiden Sie alles in feine Würfel. Dünsten Sie die Zwiebelwürfel bis Sie glasig werden und geben Sie dann die Karottenwürfel dazu. Alles kurz andünsten lassen. Waschen Sie die Linsen, geben Sie sie in den Topf und gießen Sie sofort mit Wasser auf. Schälen und halbieren Sie den Knoblauch und geben Sie ihn zusammen mit der Gemüsebrühe, dem Harissa- und Paprikapulver, dem Kümmel und dem Tomatenmark dazu. Rühren Sie alles gut durch, lassen Sie es aufkochen und dann für ungefähr 20 Minuten leicht köcheln. Nehmen Sie den Topf von der Herdplatte und rühren Sie den Sauerrahm unter. Pürieren Sie schließlich Ihre rote Linsensuppe und schmecken Sie sie nach Belieben mit Zitronen- oder Limettensaft ab.

GEFÜLLTE ZUCCHINI MIT FRISCHKÄSE

Zubereitungszeit: 30 Min.
Portionen: 3
kJ(kcal) pro Portion: 2279 (549)
kJ(kcal) pro 100 g:246 (59)

Zutaten:
4 Zucchini
1 große gelbe Paprika
2 große rote Paprika
1 mittelgroße Zwiebel
1 EL Basilikum
250 g Ricotta
1 EL Parmesan (frisch gerieben)
2 EL Olivenöl
Salz
Pfeffer
nach Belieben Knoblauch

Zubereitung:
Waschen Sie die Zucchini gründlich, halbieren Sie sie längs und höhlen Sie sie schließlich mit einem Löffel aus. Waschen, bzw. schälen Sie den Paprika und die Zwiebel und schneiden Sie dann beides, sowie das Innere der Zucchini in feine Würfel. Lassen Sie das Olivenöl in einer Pfanne heiß werden und dünsten Sie zunächst die Zwiebelwürfel an. Geben Sie dann auch die Paprika- und Zucchiniwürfel dazu, dünsten Sie alles für ungefähr 10 Minuten und lassen Sie es dann ein wenig abkühlen. Legen Sie die Zucchinihälften auf ein Backblech und heizen Sie den Ofen auf 220 Grad vor. Heben Sie nun den Ricotta und Parmesan unter die Gemüsemischung und rühren Sie dann alles gut um. Würzen Sie nach Belieben mit Salz, Pfeffer und Knoblauch. Geben Sie die Masse nun in einen Spritzbeutel (am besten ohne Tülle) und füllen Sie damit die Zucchinihälften. Backen Sie sie dann bei 220 Grad für ungefähr 10 Minuten.

Frischer Hirsesalat

Zubereitungszeit: 35 Min.
Portionen: 4
kJ(kcal) pro Portion: 1859 (448)
kJ(kcal) pro 100 g: 418 (100)

Zutaten:
3 Tassen Hirse
1 gelbe Paprika
1 mittelgroße Salatgurke
2 EL Schnittlauch (Röllchen)
1 EL kaltgepresstes Olivenöl

Zum Garnieren:
Keimlinge
Mandelblättchen in Butter angeröstet
Meersalz
1 Prise Acerolapulver
Früchte nach Belieben

Zubereitung:
Waschen Sie zunächst die Hirse gründlich, kochen Sie sie in Salzwasser auf und lassen Sie sie dann bei geringer Hitze für ungefähr 25 Minuten garen. Waschen und schneiden Sie dann den Paprika, die Salatgurke und den Schnittlauch und geben Sie alles zusammen mit der Hirse in eine große Schüssel. Mischen Sie nun ein Dressing aus Wasser, Olivenöl und Acerolapulver und mischen Sie es unter den Salat. Nun können Sie den Hirsesalat nach Belieben mit Früchten, Mandelblättchen und Keimlingen garnieren.

Pellkartoffeln mit Avocado-Soße

Zubereitungszeit: 40 Min.
Portionen: 4
kJ(kcal) pro Portion: 2521 (608)
kJ(kcal) pro 100 g: 385 (92)

Zutaten:
16 festkochende Kartoffeln
Salzwasser
4 reife Avocados
Saft von 2 Zitronen
2 kleine Zwiebeln
1 Chilischote
2 Tomaten
4 Zweige Koriander oder Petersilie
Salz
Pfeffer

Zubereitung:
Erhitzen Sie in einem großen Topf Salzwasser und lassen Sie die Kartoffeln dann darin kochen bis Sie weich sind. Schälen Sie die Avocados und zerdrücken Sie das Fruchtfleisch mit einer Gabel bis eine feine Masse entstanden ist. Schneiden, bzw. waschen Sie die Zwiebeln und die Tomaten und schneiden Sie sie in feine Würfel. Hacken Sie dann die Chilischote, den Koriander und die Petersilie klein. Geben Sie alles in eine Schüssel und vermischen Sie es gut, bis ein leckerer Dip entstanden ist. Würzen Sie diesen nun nach Belieben mit Salz, Pfeffer und Zitronensaft und servieren Sie zu mit den Kartoffeln.

Grüner Salat mit Walnüssen

Zubereitungszeit: 40 Min.
Portionen: 4
kJ(kcal) pro Portion: 1708 (412)
kJ(kcal) pro 100 g: 627 (150)

Zutaten:
1 Kopf Romanasalat
1 Kopf Radicchio
1 Karotte
1 Petersilienwurzel
1 Apfel
1 Avocado
1 Zwiebel
12 Walnüsse

Dressing:
1 Limette
1 EL Apfelessig
3 EL Olivenöl
1 EL Walnussöl
1 EL Senf
2 EL brauner Rohrzucker
Salz
Pfeffer

Zubereitung:
Bereiten Sie zunächst das Dressing zu: Pressen Sie die Limette aus und verrühren Sie den Saft mit dem Apfelessig, dem Oliven- und Walnussöl und dem Senf und würzen Sie anschließend nach Belieben mit Salz, Pfeffer und Rohrzucker. Waschen Sie die Salatköpfe gründlich und rupfen, bzw. schneiden Sie sie dann in mundgerechte Stücke. Schälen Sie die Karotte und die Petersilienwurzel und reiben Sie sie (nicht zu grob). Waschen, bzw. schälen Sie den Apfel und die Avocado und schneiden Sie beides in kleine Stücke. Schälen Sie die Zwiebel und schneiden Sie sie in große Würfel. Knacken Sie dann die Walnüsse und hacken Sie sie fein. Sie können den Salat nun entweder in einer großen Schüssel gleich anrichten, oder auf einige Weckgläser verteilt bis zu vier Tagen im Kühlschrank aufbewahren, ganz wie Sie möchten.

Feine Bärlauch-Mandel-Paste

Zubereitungszeit: 10 Min.
Portionen: 2
kJ(kcal) pro Portion: 2040 (492)
kJ(kcal) pro 100 g: 1192 (285)

Zutaten:
200 g Bärlauch
100 g Mandeln, geschält
4 EL Rapsöl
Salz
nach Belieben Pfeffer

Zubereitung:
Pürieren Sie die Mandeln vorsichtig mit einem Stabmixer und geben Sie nach und nach das Rapsöl hinzu, bis eine sämige Konsistenz erreicht ist. Waschen und schneiden Sie den Bärlauch und pürieren Sie auch diesen. Würzen Sie zwischendurch nach Belieben mit Salz und Pfeffer. Genießen Sie die Mandelpaste frisch als Aufstrich oder zum Würzen von Suppen und Salaten.

Brokkoli-Pilz-Pfanne

Zubereitungszeit: 25 Min.
Portionen: 2
kJ(kcal) pro Portion: 1418 (342)
kJ(kcal) pro 100 g: 121 (29)

Zutaten:
2 rote Zwiebeln
1 kg Brokkoli
800 g Champignons
300 ml Mandelmilch
4 TL Kastanienmehl
1 Schuss Rapsöl
2 TL gekörnte Gemüsebrühe
Cayennepfeffer
Salz

Zubereitung:
Waschen Sie den Brokkoli und schneiden Sie ihn in kleine Stücke – Sie können auch den Stiel verwenden: einfach schälen und kleinschneiden. Säubern Sie die Champignons am besten mit einer Bürste und schneiden Sie sie dann in Scheiben. Schälen und schneiden Sie die Zwiebeln in feine Würfel. Kochen Sie den Brokkoli kurz bissfest und erhitzen Sie dann Öl in einer Pfanne. Braten Sie die Zwiebelwürfel kurz an und geben Sie dann die Pilze dazu. Würzen Sie mit ein wenig Gemüsebrühe und gießen Sie dann 150 ml Mandelmilch in die Pfanne. Gießen Sie nun den Brokkoli ab und mischen Sie ihn unter die Pilze. Geben Sie das Kastanienmehl in eine Schüssel und rühren Sie nach und nach die Mandelmilch unter bis eine glatte Masse entstanden ist und rühren Sie diese dann in die Gemüsepfanne. Nach Belieben mit Salz, Cayennepfeffer und ggf. Gemüsebrühe abschmecken.

Apfel-Karotten-Muffins

Zubereitungszeit: 30 Min.
Portionen: 2
kJ(kcal) pro Portion: 1552 (374)
kJ(kcal) pro 100 g: 648 (155)

Zutaten:
100 g Äpfel
100 g Karotten
100 ml Buttermilch
100 g Hirsemehl
40 g Rosinen
20 g gehackte Kürbiskerne
½ TL Zimt
nach Belieben Koriander
1 TL Weinsteinbackpulver

Zubereitung:
Waschen Sie die Äpfel, schälen Sie die Karotten und raspeln sie beides fein. Mischen Sie die Buttermilch mit den gehackten Kürbiskernen, den Rosinen und den Gewürzen und rühren Sie die Karotten- und Apfelraspel unter. Sieben Sie das Backpulver in das Mehl und verrühren Sie beides mit der Buttermilchmasse bis ein glatter Teig entstanden ist. Fetten Sie ein Muffinblech ein und verteilen Sie den Teig auf 8 Förmchen. Bei 180 Grad ungefähr 20 Minuten backen und dann auf einem feuchten Küchentuch auskühlen lassen. Lösen Sie die Muffins erst aus dem Blech wenn Sie ganz abgekühlt sind.

Kartoffel-Brokkoli-Suppe

Zubereitungszeit: 25 Min.
Portionen: 3
kJ(kcal) pro Portion: 1926 (464)
kJ(kcal) pro 100 g: 179 (43)

Zutaten:
12 kleine Kartoffeln
2 Zwiebeln
2 Kopf Brokkoli
4 große Spitzpaprika
600 ml Mandelmilch
400 ml Gemüsebrühe
2 TL Sambal Oelek
1 Schuss Öl

Zubereitung:
Waschen Sie den Brokkoli und schneiden Sie ihn in Stücke. Schälen Sie dann die Kartoffeln und schneiden Sie diese in feine Würfel. Waschen und schneiden Sie dann auch den Paprika in kleine Würfel. Erhitzen Sie das Öl in einer Pfanne und braten Sie die Zwiebeln leicht an bis sie glasig geworden sind. Fügen Sie dann die gewürfelten Kartoffeln hinzu und braten Sie sie für ein paar Minuten an. Geben Sie dann auch den Brokkoli und den Paprika in die Pfanne. Verrühren Sie die Mandelmilch mit der Gemüsebrühe und dem Sambal Oelek und gießen Sie die Mischung dann vorsichtig in die Pfanne. Lassen Sie nun alles einige Minuten garen bis das Gemüse noch bissfest und nicht zu weich geworden ist.

Kürbisbrot

Zubereitungszeit: 60 Min.
Portionen: 4
kJ(kcal) pro Portion: 1413 (341)
kJ(kcal) pro 100 g: 1000 (239)

Zutaten:

200 g Kürbisfleisch
50 ml Wasser
150 g Buchweizen
50 g Naturreis
50 g Quinoa
20 g Mehl/ Traubenkernmehl
30 g Mandelmehl
2 EL Olivenöl
2 TL Backpulver
1 TL Salz
1 Handvoll Kürbiskerne
nach Belieben Koriander
Kümmel
Kreuzkümmel
Anis
2 EL Flohsamen
½ Tasse Wasser

Zubereitung:

Schälen Sie den Kürbis, befreien Sie ihn von den Kernen und schneiden Sie ihn dann in kleine Stücke. Kochen Sie die Kürbisstücke weich und verrühren Sie währenddessen die Flohsamen mit dem Wasser und lassen Sie sie quellen. Heizen Sie den Ofen auf 180 Grad vor. Gießen Sie die Kürbisstücke ab, lassen Sie sie einige Minuten abkühlen und zerdrücken Sie sie dann mit einer Gabel. Hacken Sie die Kürbiskerne. Mahlen Sie nun das Getreide beliebig fein und mischen Sie es mit Mehl, dem Traubenkernmehl, dem Mandelmehl, dem Backpulver und dem Salz. Mischen Sie die Kürbiskerne unter und schmecken Sie nach Belieben mit den Gewürzen ab. Geben Sie dann ungefähr 50 ml Wasser in eine große Schüssel und mischen Sie die Mehlmischung und den zerdrückten Kürbis unter und vermengen Sie alles gut. Kneten Sie die Masse mit den Händen, formen Sie dann einen ovalen Laib und geben Sie diesen auf ein eingefettetes Backblech. Backen Sie das Kürbisbrot für ungefähr 40 Minuten und lassen Sie anschließend auskühlen.

Quiche mit Brokkoli und Camembert

Zubereitungszeit: 10 Min.
Portionen: 2
kJ(kcal) pro Portion: 2040 (492)
kJ(kcal) pro 100 g: 1192 (285)

Zutaten:
200 g Bärlauch
100 g Mandeln, geschält
4 EL Rapsöl
Salz
nach Belieben Pfeffer

Zubereitung:
Pürieren Sie die Mandeln vorsichtig mit einem Stabmixer und geben Sie nach und nach das Rapsöl hinzu, bis eine sämige Konsistenz erreicht ist. Waschen und schneiden Sie den Bärlauch und pürieren Sie auch diesen. Würzen Sie zwischendurch nach Belieben mit Salz und Pfeffer. Genießen Sie die Mandelpaste frisch als Aufstrich oder zum Würzen von Suppen und Salaten.

Veganes Chili

Zubereitungszeit: 25 Min.
Portionen: 6
kJ(kcal) pro Portion: 2003 (483
kJ(kcal) pro 100 g: 928 (222)

Zutaten:
400 g rote Linsen
nach Belieben Gemüsebrühe
1 Dose Mais
3 Paprikaschoten
nach Belieben grüne Bohnen
1 Zwiebel
2 Knoblauchzehen
Salz
Pfeffer
Cayennepfeffer
Paprikapulver
Chilipulver
2 EL Mandelmus
2 Dosen gehackte Tomaten
mexikanische Gewürzmischung
ein Schuss Öl

Zubereitung:
Waschen Sie die Linsen gründlich in kaltem Wasser und kochen Sie sie dann für 10-12 Minuten in 4 Tassen Gemüsebrühe. Schälen, bzw. waschen Sie dann die Zwiebel und den Paprika und schneiden Sie beides in feine Würfel. Erhitzen Sie nun Öl in einer großen Pfanne und braten Sie die Gemüsewürfel, sowie die grünen Bohnen darin an. Geben Sie auch die geschälten Tomaten dazu und Würzen Sie nach Belieben mit Salz, Pfeffer, Cayennepfeffer, Paprika- und Chilipulver, Gemüsebrühe und mexikanischer Gewürzmischung. Schälen und pressen Sie dann den Knoblauch und geben Sie ihn in die Gemüsepfanne. Fügen Sie nun auch den Mais und schließlich die Linsen hinzu. Zum Schluss noch das Mandelmus unterrühren.

Frischer Mandelkuchen mit Apfel

Zubereitungszeit: 30 Min.
Portionen: 4
kJ(kcal) pro Portion: 1533 (369)
kJ(kcal) pro 100 g: 761 (182)

Zutaten:
150 g Mandeln, gemahlen
5 EL Mandelmilch
50 g Rosinen
10 Weintrauben

Für den Belag:
5 Aprikosen
1 Spritzer Zitronensaft
2 Äpfel
1 Scheibe Zitronen
2 EL Mandelblättchen

Zubereitung:
Pürieren Sie die und die Rosinen in der Mandelmilch. Gießen Sie die Masse in einen großen Topf und mischen Sie die gemahlenen Mandeln unter. Wenn der Teig sich zu klebrig anfühlt, geben Sie noch mehr gemahlene Mandeln dazu. Legen Sie einen Tortenring mit 20 cm Durchmesser auf eine Tortenplatte und füllen Sie den Teig hinein. Nach Belieben können Sie den Teig auch für 20 Minuten auf 200 Grad im Ofen backen, so wird der Kuchen knuspriger.

Pürieren Sie nun die Aprikosen mit dem Zitronensaft. Schälen und schneiden Sie die Äpfel in nicht zu dicke Scheiben. Reiben Sie die Zitronenscheibe über die Apfelscheiben um zu verhindern, dass diese sich braun färben. Verteilen Sie nun die Aprikosen-Zitronenmasse auf dem Teigboden und legen Sie dann die Apfelstücke darauf. Verzieren Sie den Kuchen noch mit den Mandelblättchen.

Einfacher Kartoffelsalat

Zubereitungszeit: 35 Min.
Portionen: 2
kJ(kcal) pro Portion: 1284 (309)
kJ(kcal) pro 100 g: 430 (103)

Zutaten:
400 g festkochende Kartoffeln
Salz
Pfeffer
1 TL gekörnte Gemüsebrühe
½ Zitrone
2 EL Olivenöl
½ Zwiebel
Papayapfeffer
1 TL Hanfsamen
Nach Belieben Kräuter

Zubereitung:
Kochen Sie die Kartoffeln in einem großen Topf bis Sie bissfest, aber nicht zu weich sind. Gießen Sie das Wasser ab, lassen Sie die Kartoffeln etwas auskühlen, schälen Sie sie und schneiden Sie sie in nicht zu dünne Scheiben. Rühren Sie die Gemüsebrühe in heißem Wasser an und gießen Sie die Flüssigkeit dann über die Kartoffeln. Pressen Sie die Zitrone aus und gießen Sie auch den Zitronensaft über die Kartoffeln. Würzen Sie mit Salz, Pfeffer, Olivenöl und Kräutern nach Belieben. Schälen Sie dann die Zwiebel, schneiden Sie sie in feine Würfel und mischen Sie sie unter die Kartoffeln. Zerstoßen Sie nun den Papayapfeffer mit einem Mörser, mischen Sie ihn mit den Hanfsamen und würzen Sie schließlich den Salat damit.

Curry-Kokos-Karotten-Kraut

Zubereitungszeit: 30 Min.
Portionen: 2
kJ(kcal) pro Portion: 1677 (404)
kJ(kcal) pro 100 g: 347 (83)

Zutaten:
6 Karotten
¼ Kopf Weißkohl
2 Zwiebeln
1 EL Kokosöl
200 ml Kokosmilch
3 TL gelbe Currypaste
2 TL Kokosraspel
Salz
Pfeffer

Zubereitung:
Verrühren Sie die Kokosmilch mit der Currypaste bis eine homogene Masse entstanden ist. Schälen und schneiden Sie die Zwiebeln und in Würfel und lassen Sie sie im heißen Kokosöl glasig werden. Waschen und hobeln Sie den Weißkohl und die Karotten fein und vermischen Sie dann beides in der Pfanne mit den Zwiebelwürfeln. Verteilen Sie die Kokos-Currypaste darauf und lassen Sie alles abgedeckt bei geringer Hitze garen. Drücken Sie das Kraut nach 10-12 Minuten herunter und streuen Sie die Kokosflocken darüber. Garen Sie alles für weitere 15-20 Minuten und würzen Sie das Kraut mit etwas Salz und Pfeffer.

Schneller Kichererbsensalat

Zubereitungszeit: 10 Min.
Portionen: 3
kJ(kcal) pro Portion: 2118 (511)
kJ(kcal) pro 100 g: 602 (144)

Zutaten:
2 Dosen Kichererbsen
2 Paprikaschoten
2 EL Zitronensaft
2 EL geschmacksneutrales Öl
2 Frühlingszwiebeln
½ TL Kurkuma
1 Prise Chilipulver
½ TL Salz
½ TL Kreuzkümmehl
½ TL Garam Masala
1 Prise Paprikapulver

Zubereitung:
Waschen, bzw. schälen Sie den Paprika und die Frühlingszwiebeln und schneiden Sie beides in kleine Stücke, bzw. feine Ringe. Geben Sie die Kichererbsen und ihren Saft in eine Glasschüssel und geben Sie den Zitronensaft, das Öl, die Gewürze, die Paprikastücke und die Zwiebelringe dazu und vermischen Sie alles gut. Damit alles gut durchziehen kann, bereiten Sie den Salat am besten schon am Vorabend zu und stellen Sie ihn über Nacht in den Kühlschrank.

Basischer Frühstücksbrei

Zubereitungszeit: 15 Min.
Portionen: 2
kJ(kcal) pro Portion: 1446 (348)
kJ(kcal) pro 100 g: 581 (139)

Zutaten:
2 EL Hirse
2 EL Buchweizen
250 ml Mandelmilch
1 EL gepuffter Amaranth
1 EL Sonnenblumenkerne
1 EL Kürbiskerne
1 Handvoll Mandeln
1 Apfel
Zimt

Zubereitung:
Mahlen Sie die Hirse und den Buchweizen in einer Getreidemühle. Alternativ können Sie die Flocken auch fertig kaufen, allerdings benötigen Sie dann aber jeweils 4 EL. Gießen Sie die Mandelmilch in einen Topf und rühren Sie die Flocken darunter. Lassen Sie die Milch dann aufkochen und rühren Sie so lange bis ein feiner Brei entstanden ist. Nehmen Sie den Topf dann von der Herdplatte und rühren Sie den gepoppten Amaranth unter. Waschen Sie den Apfel gut ab und schneiden Sie ihn in kleine Stücke. Hacken Sie die Mandeln (und bei Bedarf auch die Kürbis- und Sonnenblumenkerne) und rühren Sie alles mit dem Zimt in den Brei.

Schnelle Schokocreme

Zubereitungszeit: 10 Min.
Portionen: 2
kJ(kcal) pro Portion: 1962 (473)
kJ(kcal) pro 100 g: 573 (137)

Zutaten:
4 sehr reife Bananen
1 Avocado
4 Datteln
4 EL Kakaopulver

Zubereitung:
Schälen Sie die Bananen und schneiden Sie sie in kleine Stücke. Hacken Sie 3 Datteln. Schälen und entkernen Sie die Avocados und pürieren Sie sie zusammen mit den Bananen- und Dattelstückchen und dem Kakaopulver bis eine feine Masse entstanden ist. Richten Sie die Schokocreme dann auf vier Schälchen verteilt an und garnieren Sie sie mit etwas Kakaopulver und der übrigen Dattel. Diese können Sie vierteln oder in kleinere Stückchen hacken.

Bratäpfel

Zubereitungszeit: 45 Min.
Portionen: 4
kJ(kcal) pro Portion: 1500 (362)
kJ(kcal) pro 100 g: 368 (88)

Zutaten:
4 Äpfel
50 g Mandeln
60 g Rosinen
4 EL Kakaopulver
1 l Wasser
1 Päckchen Vanillepudding
1 l Mandelmilch
100 g brauner Zucker
etwas Ahornsirup

Zubereitung:
Weichen Sie die Rosinen in Wasser ein und lassen Sie sie ca. 1 Stunde ziehen. Erhitzen Sie einen Liter Mandelmilch und rühren Sie das Vanillepuddingpulver, sowie 100 Gramm Zucker unter. Lassen Sie alles kurz aufkochen, aber nicht zu lange – es sollte kein Pudding, sondern nur eine Soße entstehen. Waschen Sie die Äpfel gut und entfernen Sie das Gehäuse vorsichtig. Hacken Sie nun die Mandeln fein und mischen Sie sie mit den abgegossenen Rosinen und dem Ahornsirup. Füllen Sie die Masse nun in die Äpfel. Stellen Sie die Äpfel in eine Auflaufform und gießen Sie die Vanillesoße darüber. Backen Sie die Äpfel dann für 30 Minuten bei 180 Grad.

Bunte Gemüsestäbchen

Zubereitungszeit: 45 Min.
Portionen: 2
kJ(kcal) pro Portion: 1574 (380)
kJ(kcal) pro 100 g: 597 (143)

Zutaten:

200 g Kartoffeln
60 g Knollensellerie
½ rote Paprika
50 g Erbsen
1 TL Gemüsebrühe
½ Bund Petersilie
¼ TL Muskatnuss
½ TL Salz
¼ TL Kurkuma
½ TL Senf
2 EL gemahlene Leinsamen
4 EL Haferflocken
3 EL Sonnenblumenöl
Dinkelpaniermehl

Zubereitung:

Schälen Sie die Kartoffeln und den Sellerie und schneiden Sie alles in kleine Stücke. Geben Sie die Gemüsestücke nun in einen Topf mit Wasser und fügen Sie einen TL Gemüsebrühe hinzu. Lassen Sie alles für ungefähr 20 Minuten kochen. Verteilen Sie das Paniermehl auf einem Teller. Waschen und schneiden Sie den Paprika in kleine Würfel. Lassen Sie die Kartoffel-Sellerie-Mischung auskühlen und zerstampfen Sie sie dann mit einem Kartoffelstamper. Geben Sie nun alle Zutaten (mit Ausnahme des Öls und Paniermehls) dazu und kneten Sie die Masse gut durch. Die Masse ist eventuell etwas klebrig, seien Sie aber geduldig und wälzen Sie erst einmal alles in Paniermehl und dann lassen sich die Stäbchen einfacher formen. Erhitzen Sie nun das Öl in einer Pfanne und braten Sie die Gemüsestäbchen darin goldgelb an.

Rucola-Radieschensalat mit Feta

Zubereitungszeit: 20 Min.
Portionen: 2
kJ(kcal) pro Portion: 845 (204)
kJ(kcal) pro 100 g: 702 (168)

Zutaten:
120 g Rucola
50 g Radieschen
1 Zwiebel
125 g Feta-Käse
2 TL Kapern
1 EL Sonnenblumenkerne
Saft von einer kleinen Zitrone
Olivenöl
Salz
Pfeffer

Zubereitung:
Waschen und scheiden Sie den Rucola in mundgerechte Stücke. Waschen Sie die Radieschen und schneiden Sie sie in feine Scheiben. Schälen Sie nun die Zwiebel und würfeln Sie sie fein. Geben Sie alles in eine große Glasschüssel und bröckeln Sie auch den Feta-Käse hinein. Hacken Sie die Kapern wenn Sie möchten und mischen Sie sie unter den Salat. Pressen Sie nun eine Zitrone aus und stellen Sie aus ihrem Saft und dem Olivenöl ein Dressing her und schmecken Sie dieses mit etwas Salz und Pfeffer ab. Gießen Sie das Dressing über den Salat und mischen Sie alles gut durch.

Glasnudelpfanne

Zubereitungszeit: 30 Min.
Portionen: 2
kJ(kcal) pro Portion: 2813 (678)
kJ(kcal) pro 100 g: 476 (114)

Zutaten:
2 Zwiebeln
2 Stangen Lauch
4 Karotten
2 Handvoll Brokkoli
100 g Glasnudeln
6 EL Sojasauce
3 EL Kokosöl
2 Handvoll geröstete Cashewkerne

Zubereitung:
Schälen Sie die Zwiebeln, schneiden Sie sie in kleine Stücke und braten Sie sie in ein wenig Olivenöl an bis sie glasig geworden sind. Schälen Sie nun die Karotten und schneiden Sie diese und den Lauch in feine Streifen. Legen Sie die Glasnudeln für einige Minuten in heißes Wasser. Geben Sie die Karotten- und Lauchstreifen zu den Zwiebeln und braten Sie sie ein paar Minuten mit an. Geben Sie dann die Sojasoße dazu. Waschen und schneiden Sie den Brokkoli nun klein und geben Sie ihn auch in die Pfanne. Lassen Sie alles für einige Minuten garen, achten Sie aber darauf, dass das Gemüse noch schön bissfest und nicht zu weich ist. Schneiden Sie jetzt die Glasnudeln (noch im Wasser) klein, gießen Sie sie ab und geben Sie sie zum Gemüse in die Pfanne. Rühren Sie alles gut um und geben sie schließlich noch die Cashewkerne dazu.

Blaukraut-Kartoffel-Curry

Zubereitungszeit: 35 Min.
Portionen: 2
kJ(kcal) pro Portion: 1600 (386)
kJ(kcal) pro 100 g: 200 (48)

Zutaten:
500 g Blaukraut
500 g Kartoffeln
2 Zwiebeln
1 Schuss Rapsöl
1 TL Kreuzkümmel
1 TL Koriander
4 TL Currypulver
400 ml Gemüsebrühe

Zubereitung:
Schälen Sie die Zwiebeln und schneiden Sie sie in dünne Ringe. Hobeln Sie dann das Blaukraut mit einem Gemüsehobel. Schälen Sie die Kartoffeln und würfeln Sie sie fein. Lassen Sie das Öl in einer Pfanne heiß werden und brate Sie die Zwiebeln darin leicht an. Fügen Sie den Kreuzkümmel, den Koriander und das Currypulver hinzu und lassen Sie alles kurz braten, bis die Gewürze ihren Duft entfaltet haben. Löschen Sie sie dann mit 400 ml Gemüsebrühe ab. Schichten Sie nun das Kraut und die Kartoffeln in die Pfanne und decken Sie diese mit einem Deckel ab. Warten Sie, bis das Gemüse leicht kocht, dann rühren Sie alles kräftig um und lassen es bei geringer Hitze noch so lange weiter garen, bis die von Ihnen gewünschte Konsistenz erreicht ist.

Chili-Gurkensuppe mit Bärlauch

Zubereitungszeit: 10 Min.
Portionen: 2
kJ(kcal) pro Portion: 1063 (256)
kJ(kcal) pro 100 g: 313 (75)

Zutaten:
2 Zwiebeln
2 Kartoffeln
2 EL Öl
1 Salatgurke
8 TL Bärlauchpaste
½ TL Chiliflocken
nach Belieben Wasser
2 TL gekörnte Gemüsebrühe

Zubereitung:
Waschen Sie die Zwiebeln und schneiden Sie sie in feine Ringe. Braten Sie diese dann in einem Topf mit etwas Öl an. Schälen und würfeln Sie die Kartoffeln, geben Sie sie dazu und lassen Sie alles für ungefähr 2 Minuten leicht anschwitzen. Schälen und würfeln Sie nun die Gurke und geben Sie die Würfel ebenfalls in den Topf. Fügen Sie die Gemüsebrühe hinzu und löschen Sie alles mit ein wenig Wasser ab – aber bitte nicht zu viel, es genügt, wenn das Wasser das Gemüse bedeckt. Lassen Sie alles bei geringer Hitze für ungefähr fünf Minuten köcheln und geben Sie dann die Bärlauchpaste und die Chiliflocken hinzu. Rühren Sie die Masse gut um und lassen Sie das Gemüse schön weich kochen. Dann können Sie es pürieren, bis eine leckere Suppe entstanden ist.

Grünkohlsalat mit Cranberrys und Edamame

Zubereitungszeit: 25 Min.
Portionen: 2
kJ(kcal) pro Portion: 1888 (451)
kJ(kcal) pro 100 g: 561 (134)

Zutaten:
250 g Grünkohl (frisch
200 g Cranberry (getrocknet)
200 g Edamame (frisch)
10 Cherrytomaten (ca. 100g)
4 EL Olivenöl
2 EL Zitronensaft
3 g Salz

Zubereitung:
Entstielen und waschen Sie den Grünkohl. Nachdem er etwas getrocknet ist, zupfen Sie den Grünkohl in mundgerechte Stücke in eine Schüssel. Zitronensaft Salz und Olivenöl mischen und anschließend über den Grünkohl gießen. Kneten Sie nun das Dressing mehrere Minuten lang in die Grünkohlblätter um diese etwas weicher zu machen. Stellen Sie die Schüssel für 10 Minuten in den Kühlschrank.
Während dessen legen Sie die Edamame zum weich kochen für drei bis vier Minuten in kochendes Salzwasser. Anschließend in einem Sieb abtropfen und mit kaltem Wasser abspülen und abkühlen lassen.
Waschen und halbieren Sie die Tomaten.
Nun die Edamame, Tomaten und Cranberrys zum Grünkohl geben und umrühren und den Salat nach Belieben pfeffern.

Curry-Spitzkohl-Pfanne mit Kartoffeln

Zubereitungszeit: 40 Min.
Portionen: 2
kJ(kcal) pro Portion: 2376 (571)
kJ(kcal) pro 100 g: 330 (79)

Zutaten:

400 g Kartoffeln
1 Stk. Paprika
1 Stk. Spitzkohl
2 Stk. Zwiebeln
2 Stk. Karotten
2 EL Öl (zum Braten)
1 TL Curry
2 EL Sesam
2 TL Kurkuma
180 g Kokosmilch
5 g Salz
2 g Pfeffer

Zubereitung:

Als erstes waschen wir den Spitzkohl und entfernen den Strunk. Anschließend vierteln wir ihn und schneiden in dünne Steifen. Die Zwiebeln, Karotten und Kartoffeln gehören geschält/gewaschen und in Würfel geschnitten. Die Paprika gehört nachdem sie gewaschen wurde in Streifen geschnitten

Nun erhitzen wir die Bratpfanne mit einem Bratöl (zum Beispiel Olivenöl) und geben die Kartoffel-, Karotten- und Zwiebelwürfel zusammen mit den Paprikastreifen hinein und wenden diese für ca. 10 Minuten

Anschließend geben wir die Spitzkohlstreifen in die Pfanne und lassen diese für etwa 3 Minuten mit braten und dünsten das ganze nochmal ein paar Minuten bis der Spitzkohl weich genug ist.

Jetzt müssen wir nur noch die Gewürze und Kokosmilch hinzugeben und einmal aufkochen lassen. Den Teller beim Servieren mit Sesam bestreuen.

Mandelmilch-Shake

Zubereitungszeit: 10 Min
Portionen: 2
kJ(kcal) pro Portion:1090 (261)
kJ(kcal) pro 100 g: 231 (55)

Zutaten:
500 g Mandelmilch
3 EL Mandelmus
2 Stk. Bananen
4 Stk. Eiswürfel

Zubereitung:
Mandelmus, Mandelmilch, Eiswürfel und geschälte Bananen direkt für 1 Minute in den Mixer. Anschließend frisch und kühl genießen.
Der Mandelmilch-Shake ist basisch, gesund und entzündungshemmend. Magnesium, Kalium und Süße wir hier von der Banane geliefert. Mandelmilch und Mandelmus versorgen unseren Körper mit vielen Mineralstoffen, ungesättigten Fettsäuren, Calcium, Magnesium und Vitamin E und B.

Kartoffel-Nockerl

Zubereitungszeit: 30 Min.
Portionen: 2
kJ(kcal) pro Portion: 996 (237)
kJ(kcal) pro 100 g: 417 (99)

Zutaten:
6 Stk. Kartoffeln
3 TL Olivenöl
8 g Petersilie
3 g Kräutersalz
1 g Weißer Pfeffer
1 g Muskatnuss

Zubereitung:
Zuerst waschen, schälen und schneiden wir die Kartoffeln. Anschließend geben wir sie in den Dampfgarer für ca. 15 bis 20 Minuten (bis sie weich sind).
Während dessen bereiten wir die Petersilie vor in dem wir sie waschen, trocknen und klein hacken. Ein wenig Petersilie können wir für das Garnieren auf die Seite legen.
Nachdem die Kartoffeln nun weich sind, zerdrücken wir diese mit einem Kartoffelstampfer zu Kartoffelbrei. Nun geben wir die Petersilie, das Kräutersalz, das Olivenöl, Muskat und Pfeffer hinzu und fertig sind die basischen Kartoffel-Nockerl.
Mit zwei Esslöffeln formen wir die Kartoffelmasse zu Nockerl und geben diese auf einen Teller und dekorieren sie mit Petersilie.
Passend zu den Kartoffel-Nockerl eignet sich gedünstetes Gemüse. Jedoch eignet sich dieses basische Gericht auch zum Basenfasten und auch als Diätrezept für ein gesundes Abnehmen.

Tahin Dressing

Zubereitungszeit: 10 Min.
Portionen: 3
kJ(kcal) pro Portion: 414 (99)
kJ(kcal) pro 100 g: 1495 (357)

Zutaten:
3 EL Tahini
3 EL Orangensaft
1 EL Zitronensaft
1 EL Ahornsirup
1 EL Olivenöl
3 g Salz
1 g schwarzer Pfeffer

Zubereitung:
Zitrone und Orange frisch auspressen.
1 EL Zitronensaft und 3 EL Orangensaft abmessen und gemeinsam mit dem Olivenöl, Tahin, Ahornsirup, Salz und Pfeffer verrühren.
Diese Menge reicht für ungefähr 3 bis 4 Portionen und passt bestens zu Brokkoli- und Blattsalaten.

Kohlrabisuppe

Zubereitungszeit: 30
Portionen: 2
kJ(kcal) pro Portion: 1339 (320)
kJ(kcal) pro 100 g: 133 (32)

Zutaten:

5 Stk. Kohlrabi
1 Stk. Schalotten
2 Stk. Kartoffeln
750 ml Wasser
3 EL Sonnenblumenöl
1 TL Gemüsebrühe (glutenfrei, hefefrei, o. Glutamat)
1 g Muskatnuss
1 g weißer Pfeffer
2 g Kräutersalz
10 g Petersilie
1 g Pimet

Zubereitung:

Kartoffeln und Kohlrabi waschen und schälen. Anschließend in mittelgroße Stücke schneiden. Die Schalotte gehört fein gehackt.
Das Sonnenblumenöl gehört nun erhitzt und um die Schalotten darin ungefähr 2 Minuten lang anzudünsten. Anschließend die Kartoffeln und Kohlrabi hinzugeben, kurz umrühren und für 2 weitere Minuten dünsten. Als nächstes geben wir das Wasser und die Gemüsebrühe hinzu und lassen die Kohlrabisuppe aufkochen um sie dann für 15 bis 20 Minuten garen zu lassen.
Nun würzen und pürieren wir die Suppe. Anschließend waschen wir noch die Petersilie welche wir ganz klein hacken und vor dem Servieren über den Teller streuen
Ohne Sahne ist die Kohlrabisuppe noch gesünder, denn sie ist basisch und schont Darm und Magen (Schonkost). Die Kohlrabi hat ausgesprochen viel Vitamin C und Selen, welches krebsvorbeugend und entzündungshemmend ist.

Auberginenröllchen mit Basilikum-Kartoffel-Creme

Zubereitungszeit: 45 Min.
Portionen: 2
kJ(kcal) pro Portion: 1067 (25)
kJ(kcal) pro 100 g: 312 (74)

Zutaten
1 Stk. Aubergine
4 Stk. Kartoffeln
15 g Basilikum (frisch)
2 EL Olivenöl
3 g Kräutersalz
1 g weißer Pfeffer

Zubereitung:
Die gewaschenen Auberginen der Länge nach in 5 mm dünne Scheiben schneiden, salzen und ca. 20 – 25 Minuten ziehen lassen. Schälen und waschen Sie die Kartoffeln und schneiden sie diese in Würfel. Anschließend gehören die Kartoffeln entweder für 8 – 10 Minuten mit dem Dämpfer gegart oder für ca. 25 in kochendes Salzwasser gegeben.
Bestreichen Sie sie nun die Auberginenscheiben beidseitig mit Öl und grillen Sie diese auf einem Tischgrill oder auch im Backofen. Anschließend schneiden wir das Basilikum ganz fein.
Die nun weichen Kartoffeln zerdrücken wir mit einer Gabel und geben etwas Öl, Kräutersalz und Pfeffer hinzu und vermischen das alles mit dem gehackten Basilikum. An dieser Stelle sollten Sie abschmecken ob die Kartoffelmasse nicht zu trocken ist. Gegebenenfalls etwas Olivenöl und Wasser hinzugeben.
Nun formen wir die fertige Masse zu Klößen und umwickeln sie mit den Auberginenscheiben und befestigen diese mit einem Spieß.
Fertig sind die Auberginenröllchen, welche übrigens auch kalt schmecken.

Mediterranes Ofengemüse

Zubereitungszeit: 55 Min.
Portionen: 2
kJ(kcal) pro Portion: 1254 (30)
kJ(kcal) pro 100 g: 194 (46)

Zutaten:
2 Stk. Zucchini
10 Stk. Cherrytomaten
3 Stk. Paprika
1 Stk. Zwiebel
1 Stk. Knoblauchzehe
4 EL Olivenöl
0.5 Stk Aubergine
40 g schwarze Oliven (eingelegte im Glas)
5 g Oregano
3 g Thymian
10 g Basilikum
3 g schwarzer Pfeffer

Zubereitung:
Waschen Sie das gesamte Gemüse. Schneiden Sie die Aubergine und Zucchini in Scheiben. Die Paprika gehört entkernt und klein geschnitten. Die Zwiebeln und der Knoblauch gehört ganz fein gehackt. Die Oliven gehören in Ringe geschnitten. Die Cherrytomaten lassen wir ganz. Die Kräuter gehören auch fein geschnitten.
In ein tiefes Backblech oder eine große Auflaufform legen wir nur das gesamte Ofengemüse, geben die klein geschnittenen Kräuter hinzu und vermengen das ganze gut mit Olivenöl.
Nun heizen wir den Backofen vor und schieben anschließend das mediterrane Ofengemüse für 25 – 30 Minuten zum garen in den Backofen. Zwischendurch ist es empfehlenswert alles einmal umzurühren. Salz und Pfeffer geben wir hinzu nachdem alles fertig gebacken ist.

Salatdressing

Zubereitungszeit: 10 Min.
Portionen: 2
kJ(kcal) pro Portion: 905 (216)
kJ(kcal) pro 100 g: 1371 327)

Zutaten:
1 Stk. Zitrone
4 EL Olivenöl
2 EL Petersilie
3 g Kräutersalz
1 g schwarzer Pfeffer

Zubereitung:
Pressen Sie den frischen Saft aus der Zitrone und geben diesen in eine Schale. Geben Sie Olivenöl hinzu und rühren Sie alles gut durch.
Waschen und hacken Sie nun alle Kräuter fein.
Nun geben Sie die Gewürze und Petersilie in die Schale und rühren alles erneut um.
Das basische Dressing ist jetzt fertig und eignet sich für alle Salate.

Bananen-Kirsch-Smoothie

Zubereitungszeit: 10 Min.
Portionen: 2
kJ(kcal) pro Portion: 848 (202)
kJ(kcal) pro 100 g: 275 (65)

Zutaten:
500 g Kirschen
1 Stk Bananen
5 Blätter Zitronenmelisse

Zubereitung:
Dieses Smoothie Rezept ist sehr einfach und gehört zu den beliebtesten unter den Smoothies.
Schälen und zerkleinern Sie die Banane. Entkernen Sie die Kirschen. Geben Sie nun Kirschen und die Banane in den Standmixer (Auf Wunsch kann man den Smoothie mit Wasser verdünnen).
Servieren Sie das Glas mit dem Bananen-Kirsch-Smoothie mit Zitronenmelisse.

Petersiliensalat

Zubereitungszeit: 30 Min.
Portionen: 4
kJ(kcal) pro Portion: 836 (199)
kJ(kcal) pro 100 g: 544 (130)

Zutaten:
120 g Petersilie
2 Stk. Tomaten
2 Stk. Knoblauzehen
1 Stk. Zwiebel
1 Stk. Zitrone
30 g Pfefferminze
5 EL Sesam
1 TL Salz
2 g Pfeffer
1 g Koriander (gemahlen)
6 EL Olivenöl

Zubereitung:
Zwei Bund Petersilie und etwas Minze waschen und klein hacken.
Die Tomaten gehören gewaschen und in kleine Würfel geschnitten. Die Knoblauchzehen geschält und gehackt.
In einer beschichteten Pfanne gehört das Sesam hellbraun geröstet.
Nun gehört die Zitrone ausgepresst und der Saft zusammen mit Öl, Sesam, Koriander, Pfeffer, Salz und Knoblauch verrührt.
Nun auch die Petersilie und Tomaten mit dem Dressing vermischen und das ganze 10 Minuten ziehen lassen.
Vor dem Servieren, jede Portion mit Sesam bestreuen.

Brennnesselsuppe

Zubereitungszeit: 40 Min.
Portionen: 2
kJ(kcal) pro Portion: 1979 (473)
kJ(kcal) pro 100 g: 286 (68)

Zutaten:
180 g Brennnessel
1 Stk. Zwiebel
4 Stk. Kartoffeln
6 EL Olivenöl
500 ml Gemüsebrühe (glutenfrei, hefefrei, ohne Glutamat
2 EL Sesam
1 g Salz
1 g Pfeffer
1 g Muskatnuss

Zubereitung:
Schälen Sie zunächst die Zwiebel, schneiden Sie sie klein und lassen Sie in Olivenöl etwas anbraten.
Nun gehören die Brennnesselblätter gezupft, gewaschen und in den Topf zum dünsten gegeben. (So lange bis die Blätter zerfallen)
Schälen Sie jetzt die Kartoffeln und schneiden diese in kleine Würfel und geben Sie diese hinzu. Geben Sie nun die Gemüsebrühe mit dem Wasser hinzu um alles für ca. 30 Minuten köcheln zu lassen. Anschließend gehört alles fein püriert und gegebenenfalls mit noch mehr Wasser verdünnt.
Währen das ganze köchelt können Sie die Sesamkörner in einer Pfanne anrösten um diese beim Servieren mit auf die Portion zu streuen.
Nachdem nun alles 30 Minuten lang geköchelt hat, können Sie das Gericht abschmecken und je nach Geschmack mehr Muskat, Pfeffer oder Salz hinzugeben.

Grüner Kurkuma-Smoothie

Zubereitungszeit: 8 Min.
Portionen: 1
kJ(kcal) pro Portion: 1368 (327)
kJ(kcal) pro 100 g: 338 (81)

Zutaten:
1 Stk. Banane
60 g Blattspinat
200 ml Wasser
1 EL Leinöl
2 EL Mandelmus
1 g Zimt
2 g Kurkuma

Zubereitung:
Blattspinat Waschen und direkt in den Mixer geben.
Banane schälen, zerkleinern und auch in den Mixer geben.
Nun auch die restlichen Zutaten also Mandelmus, Leinöl, Kurkuma, Zimt und Wasser hinzugeben und zu einem cremigen grünen Smoothie mixen.
Fertig ist Ihr grüner Kurkuma-Smoothie.

Gebackener Chili-Kürbis

Zubereitungszeit: 40 Min.
Portionen: 4
kJ(kcal) pro Portion: 701 (167)
kJ(kcal) pro 100 g: 187 (45)

Zutaten:
1 Stk Kürbis
3 Stk. Chilischoten
4 EL Bio-Zitrone
1 EL Honig
0,5 TL Koriander
6 EL Olivenöl
1 TL Salz
1 g Pfeffer

Zubereitung:
Der Kürbis gehört gewaschen und als Ganzes im Backofen bei 150 Grad für 15 - 20 Minuten gebacken. Dadurch wird er weich und kann später leichter in Scheiben geschnitten werden.
Nachdem der vorgegarte abgekühlt ist, halbieren wir ihn und entfernen Strunk und Kerne und schneiden in Scheiben bzw. Spalten. Der Kürbis selbst muss nicht geschält werden.
Die Chilischoten putzen, von Kernen befreien und klein hacken. Anschließend mit Honig, Olivenöl, Koriander und Zitronensaft verrühren.
Die Kürbisscheiben nun auf ein sauberes Backblech legen und die Chili-Marinade dazugeben und verrühren. Nun gehört das Backblech für 15 – 20 Minuten bei 180 Grad in den Backofen. Bei Bedarf kann zwischendurch umgerührt werden.
Erst nach dem das Gericht fertig gebacken wurde salzen und pfeffern wir das Ganze.

Kürbis-Hirse-Brei

Zubereitungszeit: 40 Min.
Portionen: 4
kJ(kcal) pro Portion: 1133 (271)
kJ(kcal) pro 100 g: 309 (74)

Zutaten:
400 g Kürbis
150 g Hirse
200 g Kartoffeln
2 Stk. Äpfel
100 g Apfelsaft
1 EL Rapsöl
400 ml Wasser

Zubereitung:
Zunächst gehören die Kartoffeln und der Kürbis gewaschen, geschält und in Würfel geschnitten. Anschließend kommt beides gemeinsam mit dem Wasser und der Hirse in einen Topf, wo es 15 Minuten lang köcheln muss.
Anschließend gehören die Äpfel schälen, entkernen und in Würfel geschnitten für 5 Minuten mitgegart. Den Brei ständig umrühren, da dieses Gericht schnell anbrennen kann.
Nachdem der Kürbis-Hirse-Brei vom Herd genommen wurde, geben wir den Apfelsaft hinzu und pürieren die gesamte Masse nach Belieben. Sollte es als Babybrei dienen, sollte man das ganze etwas feiner pürieren. Ansonsten ist was vollkommen ausreichend wenn der Brei etwas „stückiger“ ist. Geben Sie bei Bedarf auch gerne mehr Wasser dazu.
Das Rapsöl empfehlen wir ihnen direkt beim Servieren in die Portion mit ein zu rühren.

Basisches Müsli

Zubereitungszeit: 15 Min.
Portionen: 2
kJ(kcal) pro Portion: 1808 (432)
kJ(kcal) pro 100 g: 520 (124)

Zutaten:
3 Stk. Datteln/Feigen
1 Stk. Apfel
50 g Buchweizen
20 g Hirsekörner
30 g Sonnenblumenkerne
30 g Kürbiskerne
1 g Zimt
400 ml Wasser

Zubereitung:
Zunächst gehören die Samen, Nüsse, Hirse und Buchweizen in einem Smoothiemaker oder Standmixer zerkleinert.
In möglichst keine Stückchen gehören jetzt die Datteln/Feigen geschnitten und zusammen mit 400 ml Wasser und den zerkleinerten Nüssen, Samen, Hirse und Buchweizen in einem kleinen Topf zum Kochen gebracht. Nach es aufgekocht ist, bei herunter gedrehter Temperatur noch 3 – 4 Minuten garen lassen.
Währen dessen können Sie einen Apfel (oder auch ein anderes Obst z.B. Banane) waschen und in mundgerechte Stücke schneiden.
Nach dem das basische Müsli fertig gegart hat und abgekühlt ist, gehört nur noch der Zimt und die Apfelstückchen untergerührt und fertig ist das basische Müsli.

Hirse-Porridge

Zubereitungszeit: 20 Min.
Portionen: 2
kJ(kcal) pro Portion: 2338 (562)
kJ(kcal) pro 100 g: 699 (168)

Zutaten:
120 g Hirse
150 g Kokosmilch
125 g Äpfel
200 ml Wasser
4 Stk. Getrocknete Aprikosen
2 g Zimt
1 EL Sesam
2 EL Kokosflocken
2 EL Leinsamen

Zubereitung:
Waschen Sie die Hirse gründlich aus und bringen Sie diese zusammen mit Wasser, Leinsamen, Sesam und Kokosmilch in einem Topf zum Kochen
Nun gehören die Äpfel gewaschen, entkernt und in kleine Stücke geschnitten. Anschließend geben wir diese Apfelstückchen in den Topf und lassen diese mitkochen. Schneiden Sie jetzt die getrockneten Aprikosen in ganz kleine Stücke und mit in den Topf geben.
Nun lassen wir das Hirse-Porridge 5 Minuten lang ohne Deckel köcheln und anschließend lassen wir es mit geschlossenem Deckel quellen.
Zum Schluss können wir jetzt die gerösteten Kokosflocken und Zimt unterrühren und fertig ist das Hirse-Porridge.
Wem das Porridge zu dickflüssig ist, kann noch mehr Wasser oder Kokosmilch hinzugeben.

Quinoa Salat nach Thailändischer Art

Zubereitungszeit: 55 Min.
Portionen: 4
kJ(kcal) pro Portion: 1432 (342
kJ(kcal) pro 100 g: 315 (75)

Zutaten:

- 200 g Quinoa
- 1 Stk. Rote Paprika
- 1 Stk. Gurke
- 3 Stk. Limette
- 1 Stk. Karotte
- 2 Stk. Zwiebeln
- 2 Stk. Chilischoten
- 400 ml Wasser
- 30 g Koriander
- 3 EL Olivenöl
- 2 EL Fischsoße
- 2 EL Zucker
- 1 g Salz

Zubereitung:
Spülen Sie die Quinoa und lassen Sie diese anschließend abtropfen. Nun geben wir die Quinoa zusammen mit einem Esslöffel Olivenöl in den Topf und lassen es ein wenig andünsten. Anschließend geben wir 400 ml Wasser und eine Prise Salz hinzu und lassen den Topf aufkochen. Nachdem es aufgekocht ist, lassen wir das Ganze noch auf einer kleineren Stufe köcheln, nämlich so lange bis die Quinoa genügend Wasser aufgesagt haben. Anschließend lassen wir alles abkühlen und lockern es mit einer Gabel.
Nun erstellen wir das Salatdressing indem wir den Limettensaft, Zucker, Fischsoße, Olivenöl und die restlichen Chilischoten (je nach Geschmack mehr oder weniger) in ein gut schließbares Glas geben und gut durch schütteln.
Nun gehören die Gurke und die Paprika in Würfel geschnitten. Die Korianderblätter gehackt und die Zwiebeln fein geschnitten.
Zum Abschluss mischen wir den Quinoa-Salat mit dem Dressing und geben die Fischsoße, Limettensaft und Zucker nach Belieben hinzu und schmecken das ganze ab.

Portulak Salat mit Tomaten und Pilzen

Zubereitungszeit: 15 Min.
Portionen: 2
kJ(kcal) pro Portion: 848 (202)
kJ(kcal) pro 100 g: 227 (54)

Zutaten:
200 g Pfifferlinge
250 g Cherrytomaten
200 g Portulak
3 g Knoblauchzehen
2 EL Leinöl
2 EL Rapsöl
2 EL Essig
30 ml Orangensaft
3 g Salz
1 g schwarzer Pfeffer

Zubereitung:
Pilze abbrausen und fleckige stellen entfernen. Kleine Pilze können ganz gelassen, große in Scheiben schneiden. Tomaten waschen und halbieren. Portulak-Blätter nach dem Waschen und abtropfen lassen. Nun alles in eine Salatschüssel geben.
Knoblauchzehen schälen und in eine Schale pressen und anschließend mit Pfeffer und Salz vermischen. Dann zusammen mit Rapsöl und Leinöl zu einer Vinaigrette rühren. Salatdressing anmachen und servieren.
Für dieses Rezept kann jede Pilzart verwendet werden. Braune Champignons schmecken gegenüber der weißen Variante herzhafter.
Das Öl kann auch durch eines Ihrer Lieblingsöle ersetzt werden, wie zum Beispiel durch Traubenkernöl.

Fenchel-Zucchini-Suppe

Zubereitungszeit: 30
Portionen: 2
kJ(kcal) pro Portion: 659 (158)
kJ(kcal) pro 100 g: 112 (27)

Zutaten:
2 Stk. Zucchini
2 Stk. Fenchelknollen
1 EL Butter
80 g Zwiebeln
2 g weißer Pfeffer
2 g Salz
50 ml Gemüsebrühe (hefefrei, glutenfrei, ohne Glutamat)

Zubereitung:
Zwiebeln fein hacken und Zucchini schälen und in dünne Scheiben schneiden.
Den Strunk aus der Fenchelknolle herausschneiden und waschen. Für die Garnierung hacken wir das Grün klein, den Fenchel schneiden wir in Würfel.
In einem Topf nun die Butter erhitzen und die Zwiebeln anbraten. Zucchini und Fenchel hinzugeben und 3 Minuten andünsten lassen während wir das ganze Rühren.
Nun die Gemüsebrühe dazugeben und die Zucchini-Fenchel-Suppe mit geschlossenem Topf und geringer Hitze 10 – 15 Minuten kochen bis der Fenchel weich wird.
Nun pürieren wir das Ganze. Wenn es zu dickflüssig wird, kann etwas Wasser dazu gegeben werden.
Mit Salz und Pfeffer abschmecken.
Die Suppe in einem Teller Servieren und mit dem gehackten Fenchelgrün garnieren.

Basischer Frühstücksbrei mit Buchweizen

Zubereitungszeit: 2
Portionen: 15 Min.
kJ(kcal) pro Portion: 1571 (376)
kJ(kcal) pro 100 g: 340 (81)

Zutaten:
2 Stk. Äpfel
2 Stk. Karotten
1 Stk. Banane
400 ml Wasser
50 g Buchweizen
3 EL Walnüsse
1 EL Rapsöl
1 g Salz

Zubereitung:
Gesalzenes Wasser zum Kochen bringen. Unter fließendem heißen Wasser Buchweizen waschen und in den das kochende Wasser geben und bei niedriger Hitze für ca. 5 Minuten köcheln lassen.
Banane zerdrücken. Äpfel und Karotten schälen und fein reiben. Auf Wunsch kann hier auch mit Öl püriert werden.
Das Öl und die Karotten-Obstmischung in den noch warmen Topf einrühren. Den Buchweizen zusammen mit dem Frühstücksbrei in zwei Schälchen füllen und servieren.

Ofengemüse

Zubereitungszeit: 45 Min.
Portionen: 2
kJ(kcal) pro Portion: 1479 (353
kJ(kcal) pro 100 g: 267 (64)

Zutaten:
4 Stk. Kartoffeln
2 Stk. Zucchini
3 Stk. Karotten
10 Stk. Cherrytomaten
5 Petersilie
3 g Thymian
3 g Rosmarin
4 EL Olivenöl
2 g schwarzer Pfeffer
5 g Salz

Zubereitung:
Zucchini schälen und in Scheiben schneiden. Die Karotten und Kartoffeln waschen, schälen und klein schneiden. Kräuter waschen und fein hacken. Die Cherry-Tomaten ganz lassen.
Auf ein Backblech oder eine Auflaufform geben wir nun das Ofengemüse, geben die Kräuter hinzu und vermengen das Ganze mit Olivenöl.
In einem vorgeheizten Backofen garen wir nun das Ofengemüse bei 10 Grad für 25- 30 Minuten. Zwischendurch gehört das Gemüse einmal umgerührt. Bei Bedarf etwas Wasser hinzugeben.
Nach dem Backen muss nur noch mit Pfeffer gewürzt und gesalzen werden.

Quinoa-Brokkoli-Salat

Zubereitungszeit: 25 Min.
Portionen: 2
kJ(kcal) pro Portion: 1768 (422)
kJ(kcal) pro 100 g: 364 (87)

Zutaten:
1 Stk. Brokkoli
100 g Quinoa
1 Stk. Knoblauch
25 g Zitronensaft
300 ml Gemüsebrühe
4 EL Olivenöl
30 g Petersilie
80 g Zwiebeln
1 g Salz
1 g Pfeffer

Zubereitung:
Unter kaltem, fließendem Wasser in einem Sieb Quinoa abspülen und anschließend mit300 ml Gemüsebrühe zum Kochen bringen. 10 lang kochen lassen damit die Quinoa bissfest ist und in einem Sieb abtropfen lassen.
Dressing: Die Petersilie waschen und Strang entfernen und klein hacken. Zitrone auspressen. Zwiebeln und Knoblauch abziehen und fein hacken. Anschließend Zitronensaft, Knoblauch, Petersilie und Olivenöl zusammen rühren und nach Belieben Pfeffer und Salz abschmecken.
Den Brokkolikopf waschen, Röschen weg schneiden, anschließend fein hacken und zum Quinoa geben.
Zum Abschluss den Quinoa-Brokkoli-Salat mit dem Dressing verrühren und servieren.

Quinoa-Salat mit Karotten

Zubereitungszeit: 35 Min
Portionen: 4
kJ(kcal) pro Portion: 2109 (54)
kJ(kcal) pro 100 g: 1068 (255)

Zutaten:
5 Stk. Karotten
200 g Quinoa
1 Stk. Zitrone
100 g Mandeln
1 Stk. Knoblauchzehe
50 g Rosinen
4 EL Olivenöl
3 EL Tahini aus Sesam
20 g Petersilie

Zubereitung:
Karotten waschen, schälen und in dünne Streifen oder Scheiben schneiden.
Quinoa unter fließendem kalten Wasser in einem Sieb auswaschen und 15 – 20 Minuten lang in Salzwasser garen.
Knoblauch schälen und anschließend klein hacken. Mandeln grob hacken.
Zitrone waschen und abtrocknen. Anschließend die Hälfte der Schale abreiben. Zitrone halbieren und den Saft auspressen.
Petersilie waschen, Stiele entfernen und anschließend auch grob hacken.
Knoblauch, Zitronenschale, Tahin, Pfeffer, Salz und 2 EL Zitronensaft zusammen mit dem Olivenöl verrühren.
Zum Schluss nur noch Karotten, Quinoa, Dressing, Petersilie, Mandeln und Rosinen vermengen und durchziehen lassen.

Veganer Couscous Salat

Zubereitungszeit: 20 Min.
Portionen: 2
kJ(kcal) pro Portion: 1875 (448)
kJ(kcal) pro 100 g: 319 (76)

Zutaten:
150 g Couscous
2 Stk. Fleischtomaten
300 ml Gemüsebrühe (glutenfrei)
1 Stk. Fenchelknolle
120 g Zuckerschoten
3 EL Obstessig
2 EL Ajvar
180 ml Tomatensaft
70 g Kresse
4 EL Olivenöl
160 g Blattspinat
1 g Pfeffer
1 g Salz

Zubereitung:
Zockerschoten und Fenchel in feine Streifen schneiden.
Den Couscous mit der heißen Gemüsebrühe übergießen und ungefähr 1 Minute quellen lassen.
Den Blattsalat zerpflücken und anschließend auf tiefe Teller legen.
Obstessig mit Tomatensaft, Ajvar mit Olivenöl verrühren. Anschließend mit Pfeffer würzen und salzen.
Zuckerschoten, Fenchel, Couscous und Tomaten hinzugeben und alles gut miteinander vermischen.
Zum Abschluss auf die tiefen Teller mit dem Blattsalat mit geschnittenem Kresse garnieren.

Tomatenbrühe zum Heilfasten

Zubereitungszeit: 30 Min.
Portionen: 4
kJ(kcal) pro Portion: 195 (46)
kJ(kcal) pro 100 g: 118 (28)

Zutaten:
500 g Tomaten
1 Stk. Karotten
30 g Sellerie (frisch)
50 g Porree
1 g Gemüsebrühe
1 g Muskatnuss
1g Meersalz
1 g Oregano
12 g Hefeflocken

Zubereitung:
Karotten, Tomaten. Sellerie und Porree waschen und anschließend ungeschält in Würfel schneiden
1 Liter Wasser in einem Topf mit einem Teelöffel Gemüsebrühe aufkochen lassen. Anschließend die gewürfelten Zutaten in den Topf geben und für 15- 20 Minuten garen.
Nun gehört die Suppe durch ein Sieb gestrichen, abgeschmeckt und vor dem Servieren unbedingt mit Hefeflocken betreut. Hier muss beachtet werden dass die Hefeflocken nicht mit gekocht werden dürfen, da sie da durch wichtigen Inhaltsstoffe verlieren welche beim Heilfasten besonders wichtig sind (Folsäure, Vitamin B1 und andere).

Grüner Feldsalat und Bananen Smoothie

Zubereitungszeit: 10 Min.
Portionen: 2
kJ(kcal) pro Portion: 1232 (295)
kJ(kcal) pro 100 g: 310 (74)

Zutaten:
1.5 Stk. Bananen
125 g Feldsalat
20 g Walnüsse
35 g Zitronensaft
10 g Leinsamen
150 g Apfelsatz (naturtrüb)
3 EL Sesam
250 g Wasser

Zubereitung:
Nachdem der Feldsalat gründlich gewaschen wurde, geben wir ihn zusammen mit Zitronensaft Banane, Walnüssen, Apfelsaft, Sesamkörnern und dem Wasser in einen Mixer.
Mit dem Mixer alles für ungefähr 1 Minute pürieren.
Mit den oben genannten Mengen an Zutaten kommt der Smoothie auf ungefähr 0.6 Liter, ist recht dickflüssig und kann daher mit einem Löffel serviert werden. Sollten Sie ihn doch flüssiger bevorzugen kann mehr Wasser hinzugegeben werden.

Rote Beete Smoothie

Zubereitungszeit: 10 Min.
Portionen: 3
kJ(kcal) pro Portion: 705 (168)
kJ(kcal) pro 100 g: 238 (57)

Zutaten:
100 g Gurken
1 Stk. Rote Beete
40 g Blattspinat
1 Stk. Orange
1 Stk. Apfel
20 g Mangeln
15 g Walnüsse
15 g Leinsamen
300 ml Wasser

Zubereitung:
Rote Beete schälen und geviertelt in den Mixer geben.
Apfel und Gurke in Stücke schneiden und in den Mixer geben. (wenn es sich um Bio-Produkte handelt muss nicht unbedingt geschält werden).
Die Orange schälen, halbieren und zusammen mit den Walnüssen, Leinsamen und Mandeln ebenfalls in den Mixer geben.
Mit dem Mixer alles für ungefähr 1 Minute pürieren.
Mit den oben genannten Mengen an Zutaten kommt der Smoothie auf ungefähr 0.6 Liter, ist recht dickflüssig und kann daher mit einem Löffel serviert werden. Sollten Sie ihn doch flüssiger bevorzugen kann mehr Wasser hinzugegeben werden.

Apfel-Brokkoli-Salat

Zubereitungszeit: 25 Min.
Portionen: 4
kJ(kcal) pro Portion: 822 (196)
kJ(kcal) pro 100 g: 363 (87)

Zutaten:
150 g Äpfel
500 g Brokkoli
1 Stk. Paprika
30 g Olivenöl
40 g Sonnenblumenkerne
1 EL Zuckerrübensirup
2 EL Verjus
1 TL Salz
1 g Pfeffer

Zubereitung:
Äpfel, Paprika und Brokkoli waschen und entkernen und in mundgerechte Stücke schneiden.
Dressing: Verjus, Öl, Senf, Zuckerrübensirup, Salz und Pfeffer gut verrühren.
Zum Abschluss die Sonnenblumenkerne über den Salat geben und abgedeckt für 10 Minuten ziehen lassen.

Salat mit Wassermelone

Zubereitungszeit: 15 Min.
Portionen: 2
kJ(kcal) pro Portion: 1294 (309)
kJ(kcal) pro 100 g: 422 (11)

Zutaten:
175 g Wassermelone
350 g Blattsalat
3 EL Sesam
3 EL Sonnenblumenkerne
3 EL Olivenöl
2 EL Limettensaft
1 TL Ahornsirup
1 g Salz
1 g Pfeffer

Zubereitung:
Wassermelone in mundgerechte Stücke würfeln.
Salat waschen und trocknen. Anschließend in mundgerechte Stücke reissen.
Sonnenblumenkerne, Öl, Sesam, Limettensaft und Ahornsirup vermengen und mit Salz und Pfeffer abschmecken.
Melone, Salat und Dressing miteinander vermischen und ein einem Teller Servieren.

Obstsalat mit Erdmandelflocken und Erdbeeren

Zubereitungszeit: 15 Min.
Portionen: 4
kJ(kcal) pro Portion: 1521 (363)
kJ(kcal) pro 100 g: 503 (120)

Zutaten:
250 g Erdbeeren
2 Stk. Äpfel
80 g Heidelbeeren
150 ml Orangensaft
2 Stk. Kiwi
1 Stk. Orangen
200 g Erdmandelflocken

Zubereitung:
Äpfel schälen und mittels einer Reibe in kleine Stücke oder Mus reiben.
Das übrige Obst waschen und klein schneiden. Anschließend zusammen mit den Apfelstücken in eine Schüssel geben.
Die Erdmandelflocken mit dem Orangensaft vermengen und kurz quellen lassen.
Zum Abschluss alles zusammengeben und servieren..

Hirse-Sojamilch-Brei

Zubereitungszeit: 20 Min.
Portionen: 2
kJ(kcal) pro Portion: 1399 (334)
kJ(kcal) pro 100 g: 589 (141)

Zutaten:
120 g Hirse
280 g Sojamilch
40 g Himbeeren
20 g Zuckerrübensirup
1 EL Mandelmus
2 g Zitronensaft
1 g Salz

Zubereitung:
Hirse unter laufendem Wasser waschen und anschließend in einem Topf mit der Sojamilch aufkochen lassen.
Zuckerrübensirup, Mandelmus, Zitronensaft und ein wenig Salz hinzugeben und 10 Minuten quellen lassen. Fertig ist der Brei.
Besonders lecker schmeckt er warm mit Früchten. Sie können ihre Lieblingsfrüchte klein schneiden und dem Brei untermischen.

Karotten mit Sprossen

Zubereitungszeit: 10 Min.
Portionen: 2
kJ(kcal) pro Portion: 676 (162)
kJ(kcal) pro 100 g: 308 (74)

Zutaten:
5 Stk. Karotten
1 Stk. Zwiebel
15 g Kräuter der Provence frisch
30 ml Zitronensaft
2 EL Sojasprossen
1 TL Sonnenblumenkerne
2 EL Olivenöl
1 g Salz
1 g Pfeffer

Zubereitung:
Aus der halb ausgepressten Zitrone, dem Olivenöl, einer Prise Salz und den frischen Kräutern ein Dressing an machen.
Die Zwiebel schälen und fein hacken. Die Karotten waschen, schälen und fein raspeln.
Anschließend das Dressing und die Sprossen hinzugeben und gut miteinander vermischen.
Beim Servieren bestreuen wir die Portionen noch mit Sonnenblumenkernen.

Buntes Ratatouille

Zubereitungszeit: 20 Min.
Portionen: 2
kJ(kcal) pro Portion: 830 (198)
kJ(kcal) pro 100 g: 178 (43)

Zutaten:
3 Stk. Tomaten
1 Stk. Aubergine
1 Stk. Zucchini
1 Stk. Zwiebel
150 ml Gemüsebrühe (hefefrei, glutenfrei, o. Glutamat)
5 g Thymian
3 g Salz
3 EL Olivenöl

Zubereitung:
Aubergine klein schneiden. Zucchini waschen, schälen und klein schneiden. Tomaten kurz mit kochendem Wasser überziehen und abwarten, denn dann lässt sich die Haupt leicht abziehen. Nun die Tomaten achteln.
Zwiebel schälen und klein hacken. Anschließend in Olivenöl andünsten. Aubergine und Zucchini hinzugeben und mitdünsten. Mit 150 ml Gemüsebrühe übergießen und die geachtelten Tomaten hinzugeben.
Nun mit Salz und Kräutern nach Belieben abschmecken und etwa 10 Minuten garen lassen.
Wenn Sie eine Basenkur machen, sollten Sie nur Meersalz verwenden.

Brokkoli-Kartoffel-Cremesuppe

Zubereitungszeit: 25 Min.
Portionen: 4
kJ(kcal) pro Portion: 1454 (347)
kJ(kcal) pro 100 g: 201 (48)

Zutaten:
700 g Kartoffeln
500 g Brokkoli
2 Stk. Zwiebeln
80 g Sahne
3 EL Olivenöl
1 g Muskatnuss
1.5 L Gemüsebrühe (hefefrei, glutenfrei, o. Glutamat)

Zubereitung:
Kartoffeln waschen und schälen und in kleine Stücke schneiden. Zwiebeln schälen und ebenfalls in kleine Stücke schneiden. Nun die Kartoffeln und Zwiebeln zusammen in einem Topf mit Olivenöl dünsten. Anschließen 1.5 Liter Gemüsebrühe hinzugeben und 10 bis 15 Minuten köcheln lassen.
Brokkoli zerkleinern und in den Topf geben und weitere 3 Minuten köcheln lassen.
Anschließend gehört der Topf vom Herd genommen und der Inhalt zu einer Creme püriert.
Anschließend noch einmal 3 – 5 Minuten köcheln lassen.
Zum Abschluss mit Muskatnuss und Salz würzen und auf Wunsch mit Sahne verfeinern.

ÜBER DEN AUTOR

1. Auflauge

Kontakt:Witali Heinitz/Novaya 1/653221 Novij Put/Russland
Coverfoto: depositphotos.com

39736760R00042

Printed in Poland
by Amazon Fulfillment
Poland Sp. z o.o., Wrocław